Licht und Scheffel

„Stell dein Licht nicht unter den Scheffel. Da sind schon so viele," sagte ein Kollege neulich zu mir. „Stell es lieber auf den Scheffel, da wird es gebraucht!"

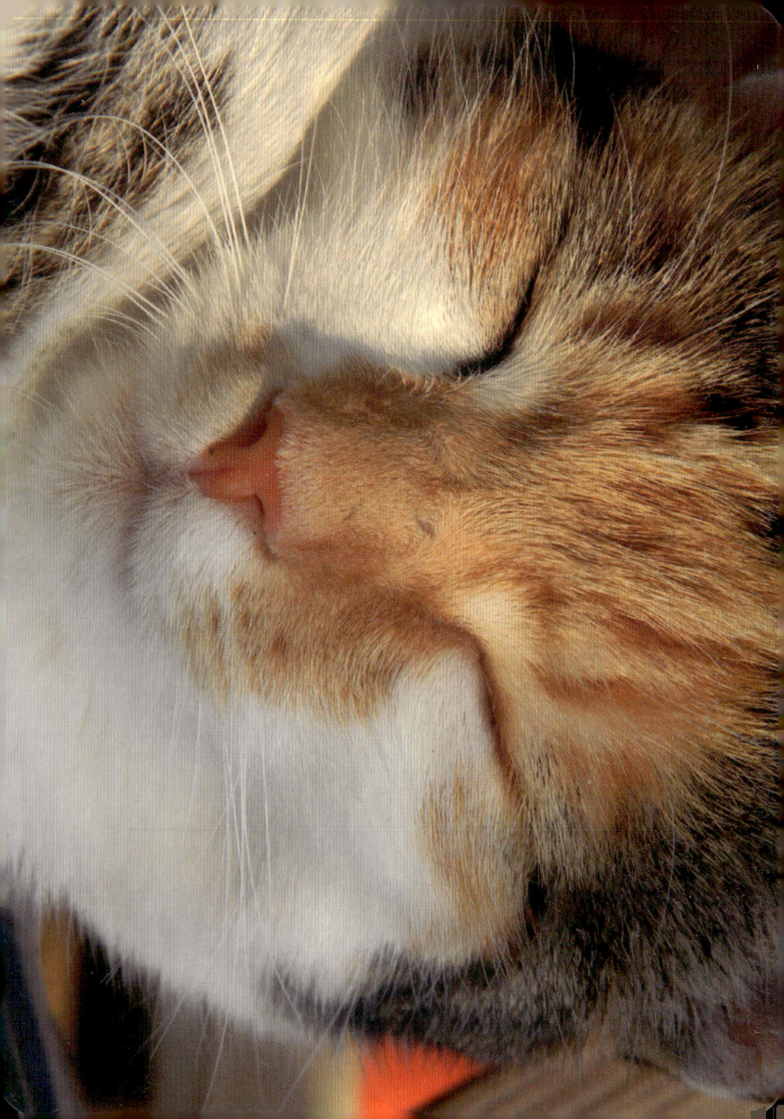

Die Zen-Katze

„Mama, im nächsten Leben werde ich Katze“, sagte mein Sohn neulich zu mir. “Schau sie dir an. Sie frisst, wenn sie frisst, sie schnurrt, wenn sie schnurrt, sie schläft, wenn sie schläft … Sie ist immer bei sich.“ „Gute Idee“, antwortete ich, „du kannst das in diesem Leben ja schon mal ausprobieren und sehen, wie sich das anfühlt“. Mein Sohn sah mich einen Moment an und grinste.

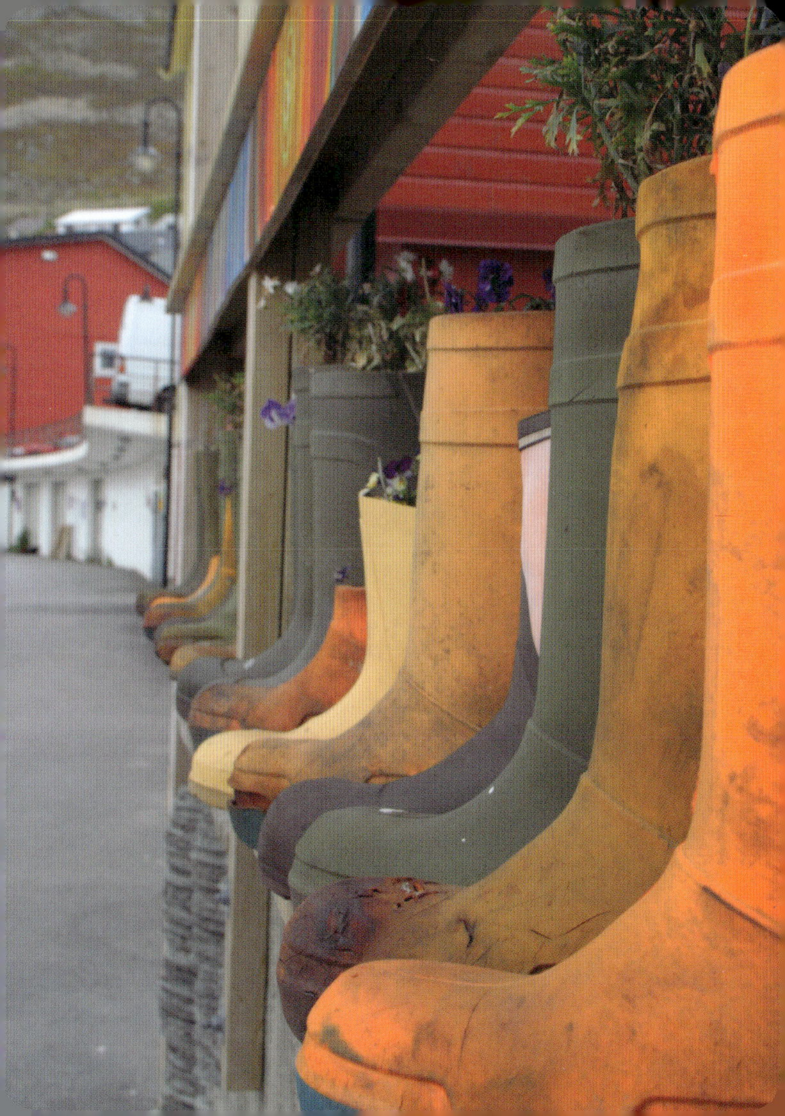

Rettungsgeräte

Für eine berufliche Weiterbildung habe ich einen Rettungskurs besucht. Nach einer langen Einführung kamen endlich die verschiedenen Rettungsarten an die Reihe. Wir wurden in einen großen Saal geführt, wo allerlei Rettungsmaterial lag. Seile, Haken, Stricke, Rettungsringe, Netze, Suchgeräte, Spaten, Hubschrauberleinen – es war eine wahre Freude. Der Kursleiter wollte uns testen und nach all der Theorie waren wir mehr als bereit. Er stellte uns folgende Aufgabe: „Bitte sucht das eurer Meinung nach allerwichtigste Rettungsgerät aus.“ „Das sollte kein Problem sein, bei der großen Auswahl“, dachte ich. Stolz präsentierten wir unsere Geräte und Ideen. Jeder hatte einen Rettungsgegenstand und konnte erklären, warum dieser der Wichtigste sei. Doch bei allen meinte er: „Tut mir leid, das ist es nicht.“ Was war also das wichtigste Rettungsgerät, welches niemand von uns erraten hatte?

„Liebe Retter, euer wichtigstes Rettungsgerät sind eure Schuhe und eure Standfestigkeit. Ohne festen Stand keine Rettung, egal mit welchem Gerät ihr auch immer arbeiten werdet.“

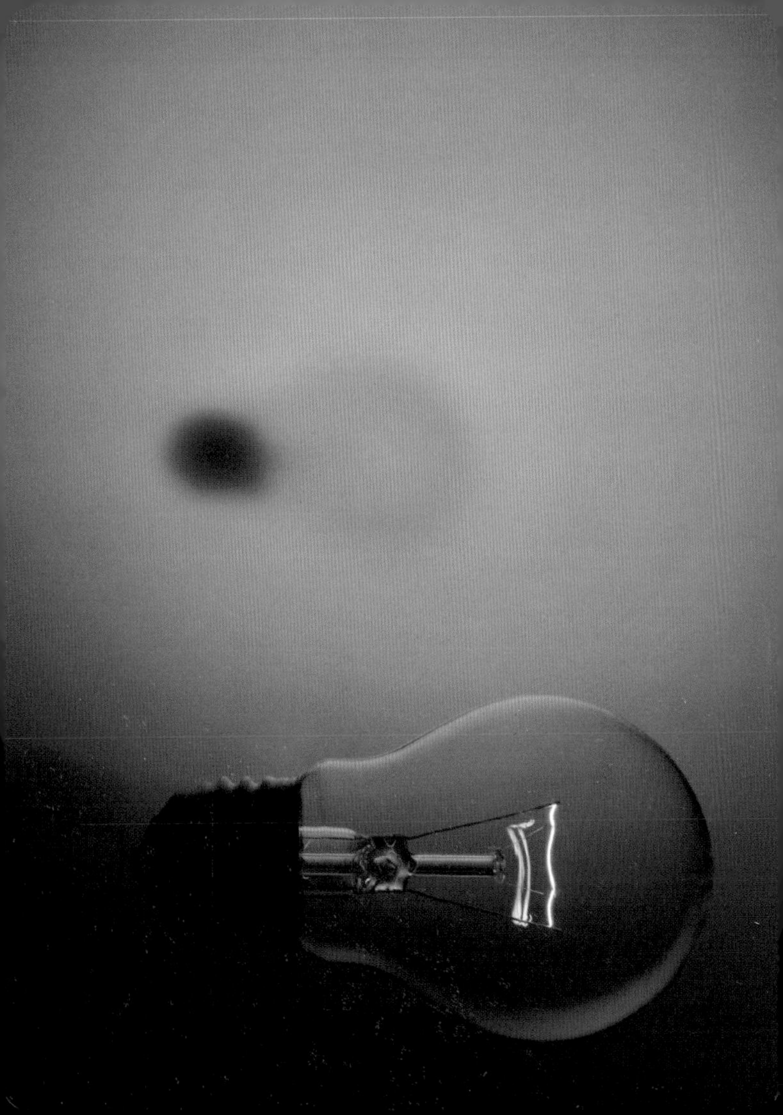

Andere Ansichten

Eine Lehrerin erzählte mir einmal von einem Missgeschick, das ihr passiert war.
Sie war neu an einer Schule und wollte zusammen mit ihrer Kollegin von der Parallelklasse ein Standortgespräch mit den Eltern zweier Schüler führen. Diese hatten zufällig dieselben Vornamen. Einer war gut in den Schulalltag integriert, machte seine Aufgaben und interessierte sich für den Unterricht. Der andere Schüler hingegen fiel durch schlechte Leistungen auf und saß interesselos im Unterricht.

Weil die Kollegin krank war, bestritt besagte Lehrerin alleine den Elternabend. Sie kannte die Eltern noch nicht und verwechselte die beiden Schüler. Sie lobte den Problemschüler bei seinen Eltern und erklärte, sie sei restlos zufrieden mit seinen Leistungen. Die Eltern waren überrascht, glaubten aber den vermeintlichen Akten und waren sehr erfreut. Im Nachhinein bemerkte die Lehrerin ihren Irrtum, ließ es aber dabei bewenden.

Ihre Kollegin jedoch erzählte eines Tages, ihr schwierigster Schüler sei wie ausgewechselt und bereite kaum mehr Probleme. Warum, könne sie sich nicht erklären.

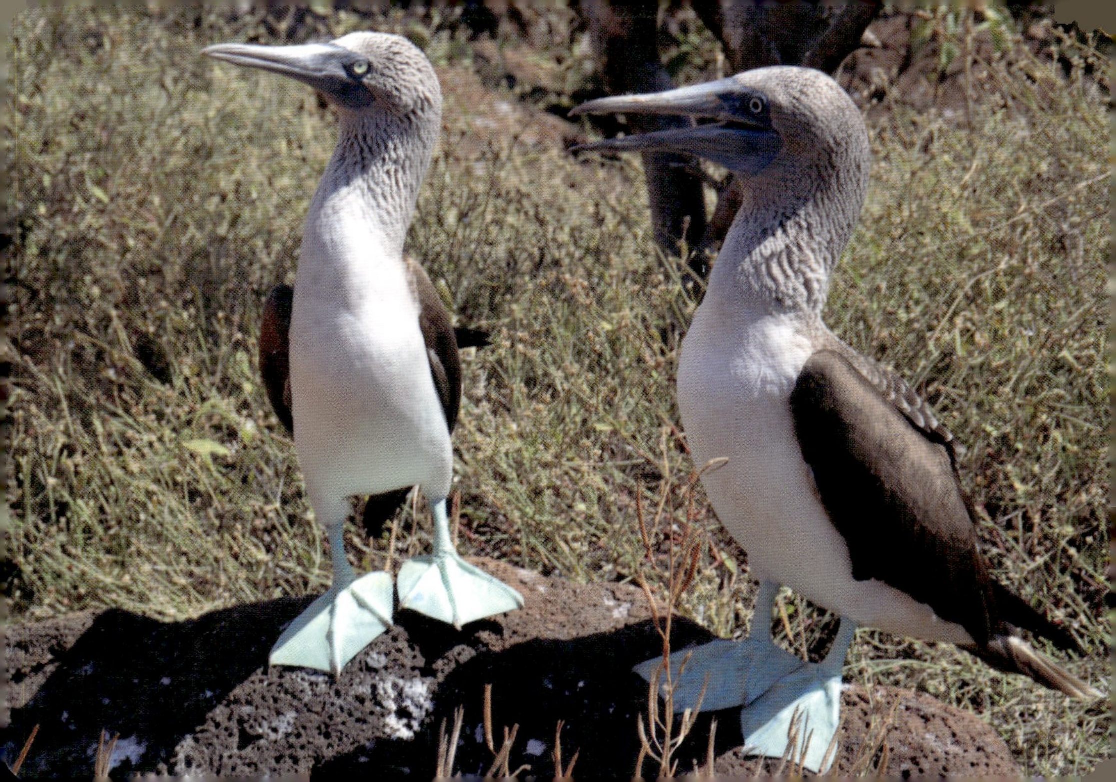

Wie geht's?

Eine Nachbarin besuchte mich. Endlos lange erzählte sie von sich selbst und ihren Kindern. Schließlich aber sagte sie: „Jetzt habe ich so viel von mir erzählt. Erzähl' doch mal was von dir. Wie geht's denn deinem Sohn?"

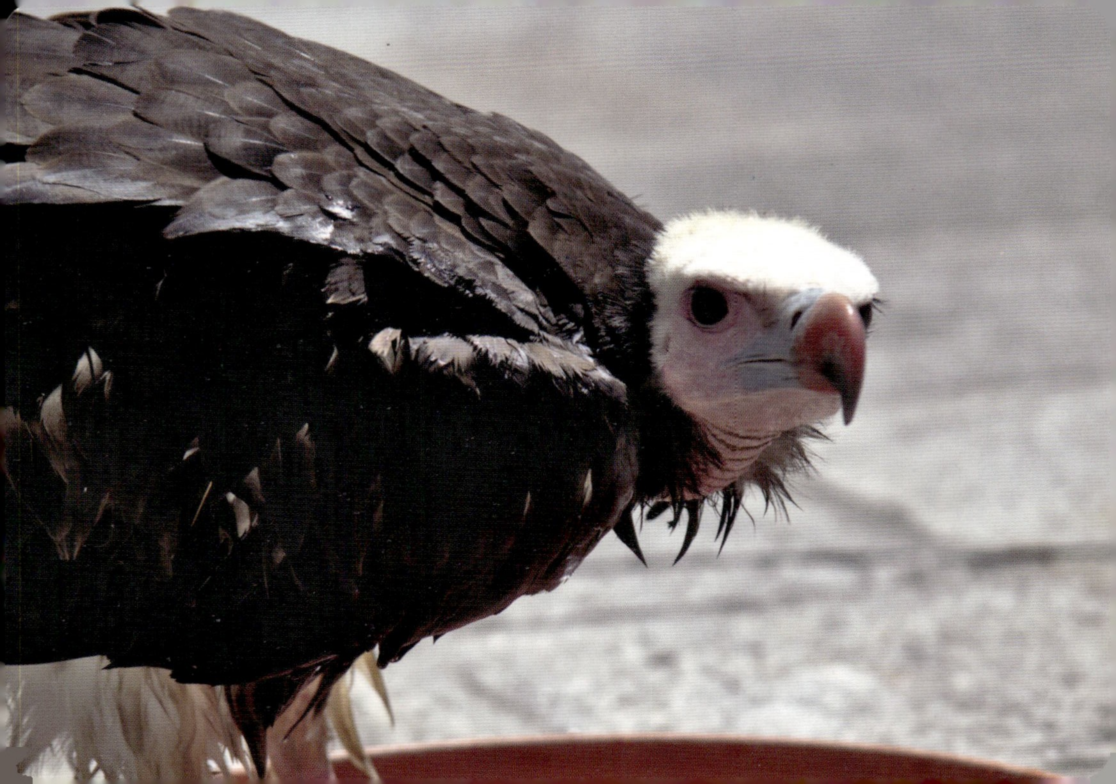

Wie ein Adler jagen

„Wann darf ich mein Futter selbst jagen?", fragte das Adlerjunge. „Niemand fliegt den Sturzflug so wie ich. Kein Tier ist sicher, wenn ich angebraust komme!" „Probier's und sag mir danach, was du erlegt hast", antworte der alte Adler.

Wie ein Pfeil stürzte sich der junge Adler aus dem Nest, so wie er es bei den ausgewachsenen Adlern gesehen hatte: Flügel angelegt, Krallen bereit zum Zupacken. Er sah Hasen und auch Murmeltiere, doch keines der Tiere konnte er erwischen. Müde und hungrig kehrte er zurück.

„Ich habe nichts erlegt, und doch habe ich es so gemacht wie ihr", berichtete der junge Adler traurig.

„Das stimmt", rief der Alte und flog bedächtig in den blauen Himmel, „doch du hast das Kreisen vergessen."

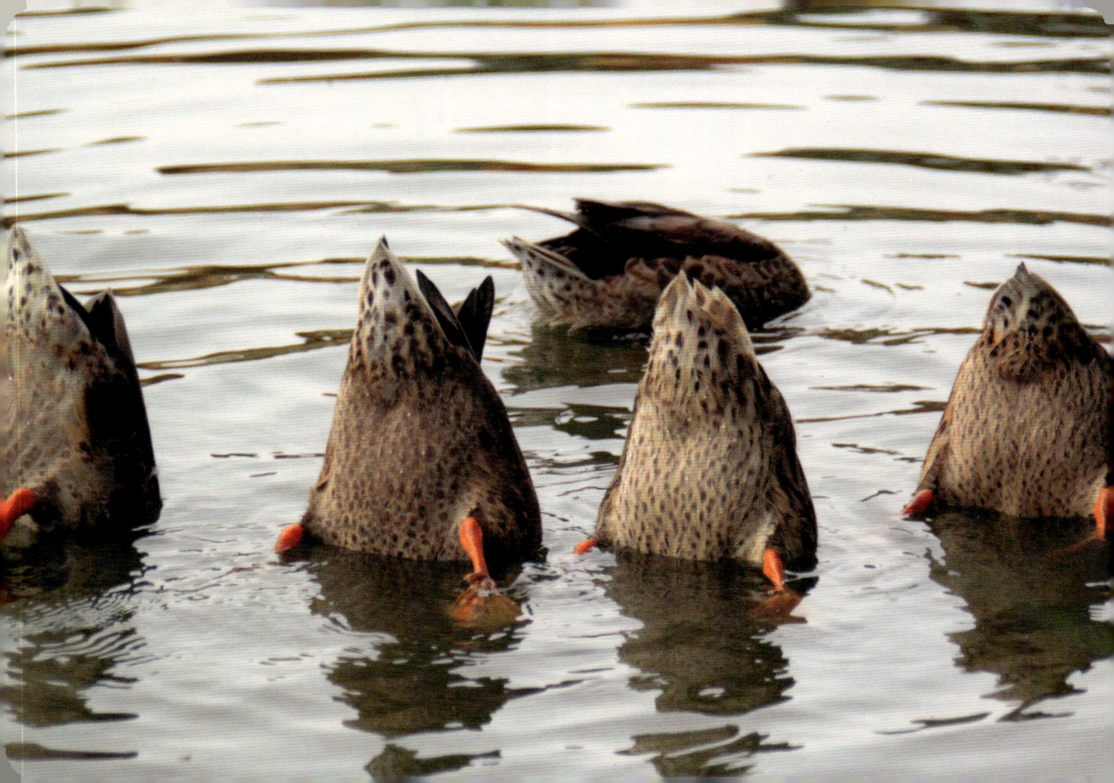

Die kluge Ente

Die Eltern eines meiner heilpädagogischen Schüler stellten mir an einem Schulabend die Frage: „Haben wir alles falsch gemacht?“

„Warum fragen Sie so etwas?“, wollte ich wissen.

„Nun, Sie kennen den Vergleich von der Henne und dem Ei? Wie das Huhn, so das Ei! Und unser Kind ist so wie wir.“

„Ich kenne den Vergleich“, sagte ich. „Aber kennen Sie das Märchen vom hässlichen Entlein? Es handelt von einem kleinen Schwan, welcher unter Enten aufwächst und unter seiner Andersartigkeit leidet. Erst spät entdeckt er seinesgleichen unter anderen Schwänen. Nicht immer ist also das Ei wie die Henne. Und etwas, was in der Geschichte nicht erwähnt wird: Auch die Entenmutter hat sich verändert. Sie konnte als einzige im Ententeich die Schwäne verstehen.“

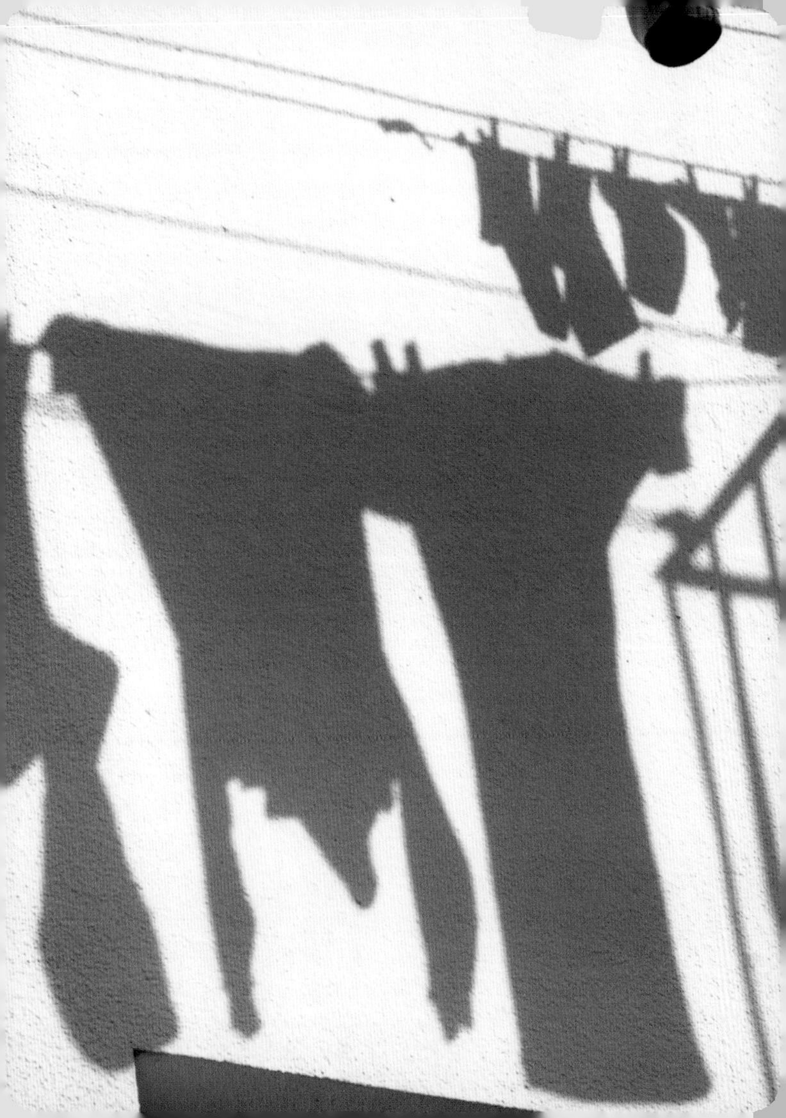

Geheimtipp

Eine Frau erzählte mir: „Vor einiger Zeit kam mein Mann zu mir und sagte: ‚Ich habe ein Problem. Ich habe mich in eine Kollegin verliebt. Aber ich will gar nichts von ihr. Ich will bei dir bleiben.' Ich habe ihm geantwortet: ‚Das ist mir schon öfter so gegangen. Ich genieße das Schöne daran, tue nichts weiter und warte einfach eine Zeitlang. Meine Erfahrung ist: Es geht vorüber und wir sind immer noch da. Ich schlage vor: Genieße es, so lange es da ist, und warte, bis es weiterzieht.'"

„Und was hat dein Mann dazu gesagt?", fragte ich die Frau.

„Erst hat er mich groß angeschaut, dann hat er geweint, hat mich fest umarmt und gesagt: ‚Jetzt ist es schon viel weniger!'"

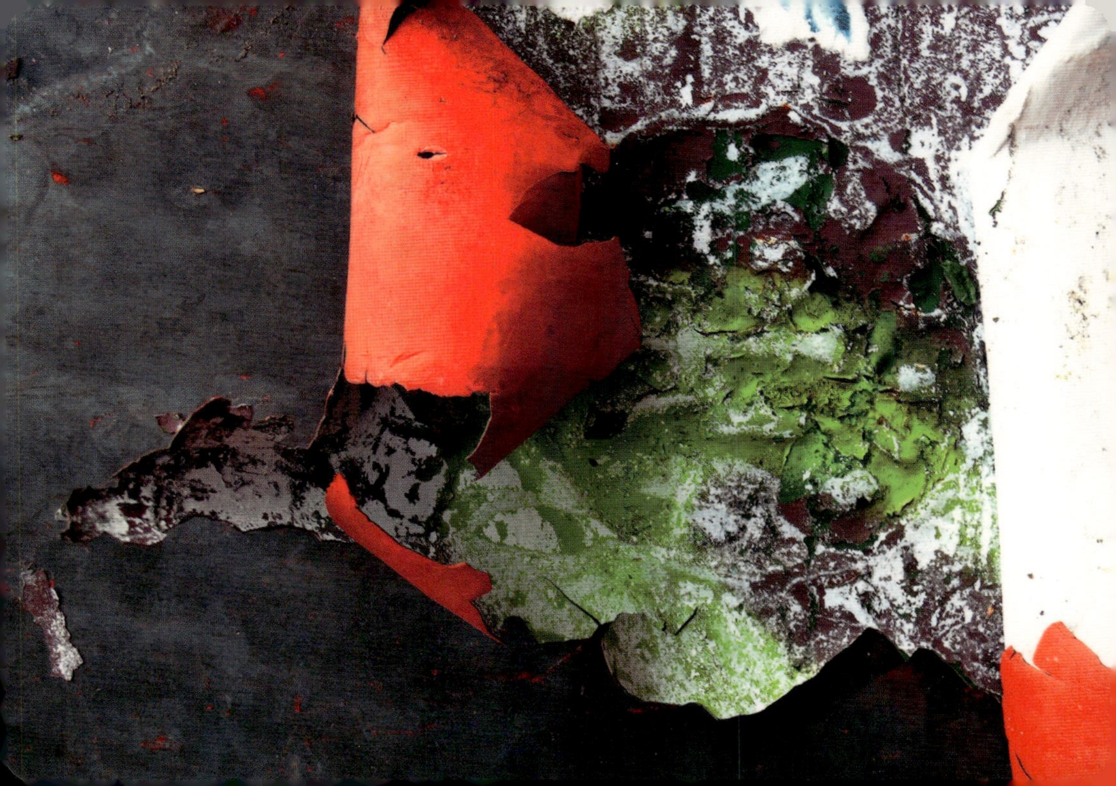

Mit Begeisterung scheitern

In einem Forum suchte ein Kollege eine therapeutische Geschichte. Er hatte auch eine im Kopf, die er einmal gehört hatte und meinte, die müsse von einem bekannten Geschichtenerzähler gewesen sein. Ich hatte mich in diesem Forum noch nie zu Wort gemeldet, aber hier schrieb ich zurück und ließ den Kollegen wissen, dass es sich um die berühmte Tiger-Geschichte handeln müsse. Ich freute mich, weil ich so nun auch einmal etwas zu den Diskussionen dort beitragen konnte.

Bis ich eine Antwort von einem anderen Kollegen erhielt. Von Tigern, schrieb dieser, wisse er nichts, aber er könne sich vorstellen, dass ich die bekannte Löwen-Geschichte meine … Ich versank sogleich drei Klafter tief im Erdboden vor Scham und Peinlichkeit. Das war ja mal wieder typisch für mich und mein Halbwissen!

Kurze Zeit später erzählte ich einem guten Freund davon. Der legte den Arm um mich und sagte: „Aber du hast es mit Liebe und Begeisterung falsch gemacht!“ Ich blickte ihn an und begann, mich wieder aus meinem Loch herauszuarbeiten.

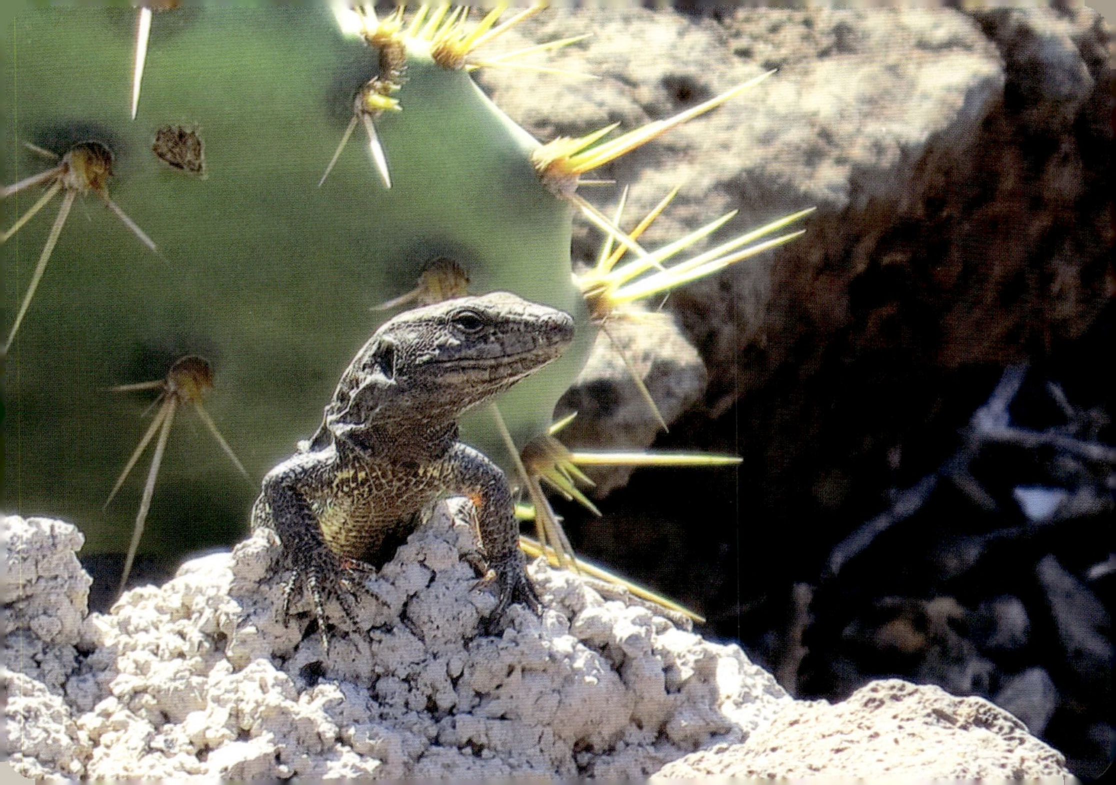

Kakteenkleid – Kakteenleid

„Furchtbar“, klagte ein Kaktus, „ich habe so lange Stacheln, dass kein Tier in meine Nähe kommt. Keine Eidechse, kein Vogel, nicht einmal eine winzige Termite. Ich fühl’ mich so allein.“

„Worüber klagst du?“, antwortete ein anderer. „Meine Stacheln sind so dünn und weich, dass ich mich gar nicht wehren kann. Die Eidechsen klettern auf mir herum und kitzeln mich mit ihren Trippelfüßen und die Vögel graben mir ihre Krallen ins Fleisch.“

Sie beschlossen, ihre Stacheln zu tauschen. Und für kurze Zeit war der eine glücklich über die Vögel und Eidechsen und der andere über Ruhe und Einsamkeit. Es dauerte aber nicht lange, da begann ein jeder das neue Leben anstrengend zu finden und so tauschten sie ihre Stacheln wieder zurück. Aber auch diesmal hielt die Zufriedenheit über ihren Tausch nicht lange an.

Da kam eines Tages der weise Waran des Weges. „Statt euch gegenseitig euer Leid zu klagen, solltet ihr besser voneinander lernen“, sagte er ruhig. Von nun an übten sich die beiden Kakteen gemeinsam darin, die unterschiedlichsten Stacheln hervorzubringen und hatten bald ein vielfältiges Stachelkleid. Nun konnten sie immer wieder aufs Neue eine Balance herstellen zwischen Ruhe und Unterhaltung, Einsamkeit und Besuch.

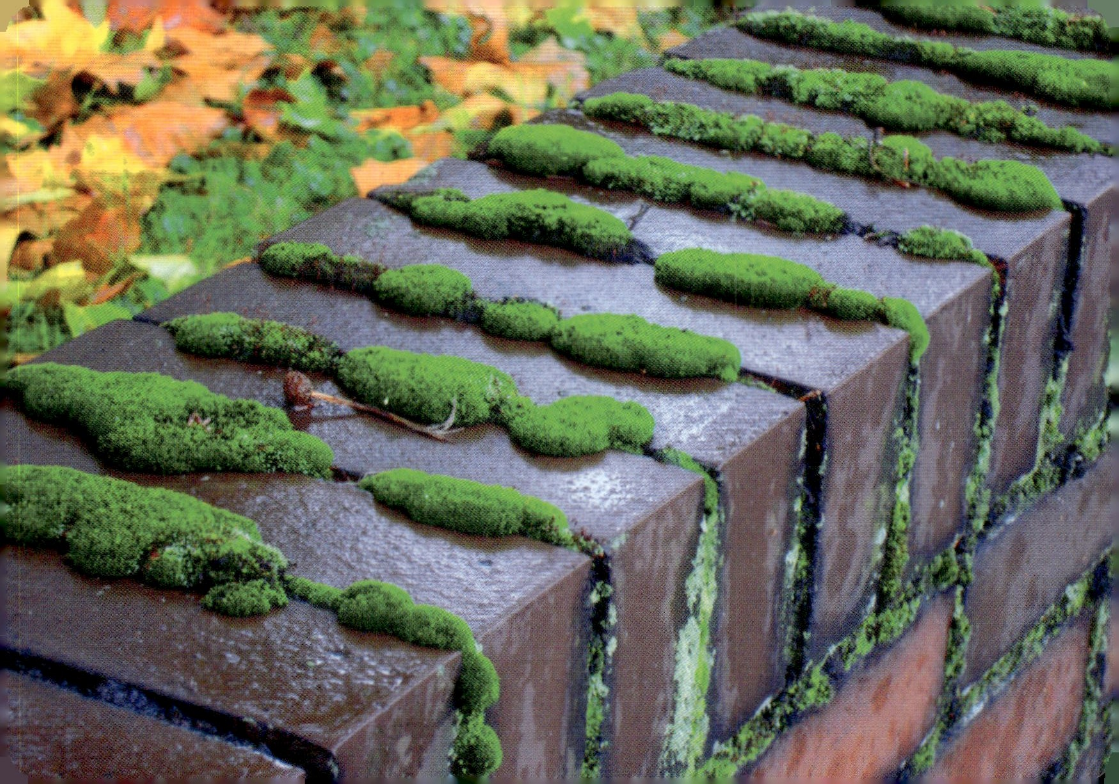

Störenfried

„So ein Dreck“, dachte die Auster, als sich wieder mal ein Sandkorn in ihre Schale verirrte. „Immerzu muss ich solche Herkulesaufgaben verrichten, nur damit sich irgendjemand irgendwo in der Welt mit meiner Arbeit schmücken kann.“ Sie seufzte und blickte stolz auf die Fotos von den vielen schönen Frauen mit Perlenketten, die sie gesammelt hatte.

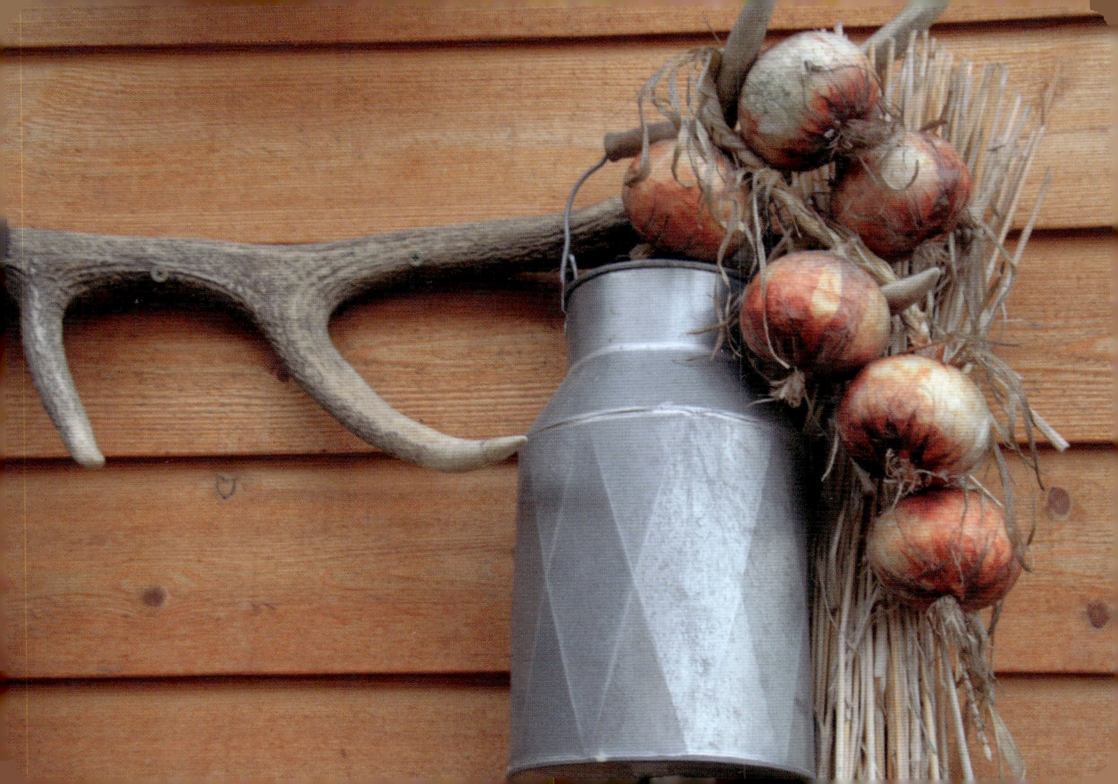

Die rechte Zeit

„Wenn der Schnee auf dem Berg dort oben geschmolzen ist, pflanzt du dein Gemüse“, meinte der alte Bergler zu seinem neuen Nachbarn. „Blödsinn“, dachte dieser und begann gleich in den ersten warmen Frühlingstagen mit der Gartenarbeit. Der alte Bergler stellte seine Sitzbank nach draußen und schaute in den Sonnentagen seinem Nachbarn beim Gärtnern zu.

Als der Schnee auf dem Berg schmolz, begann auch er mit der Gartenarbeit, und arbeitete stetig und gemächlich. Das Gemüse pflanzte er mehr als zwei Wochen später als sein Nachbar. Und es gedieh und hielt die kleinen Kälteeinbrüche aus, litt auch in der stechenden Frühlingssonne nicht und wuchs langsam zu einem prächtigen Gemüsebeet heran.

Auch das Gemüse des Nachbarn wuchs, doch die zuweilen kalten Nächte setzten ihm zu und die übermäßig stechende Sonne raubte ihm die Kraft. Ernten konnten beide zur selben Zeit.

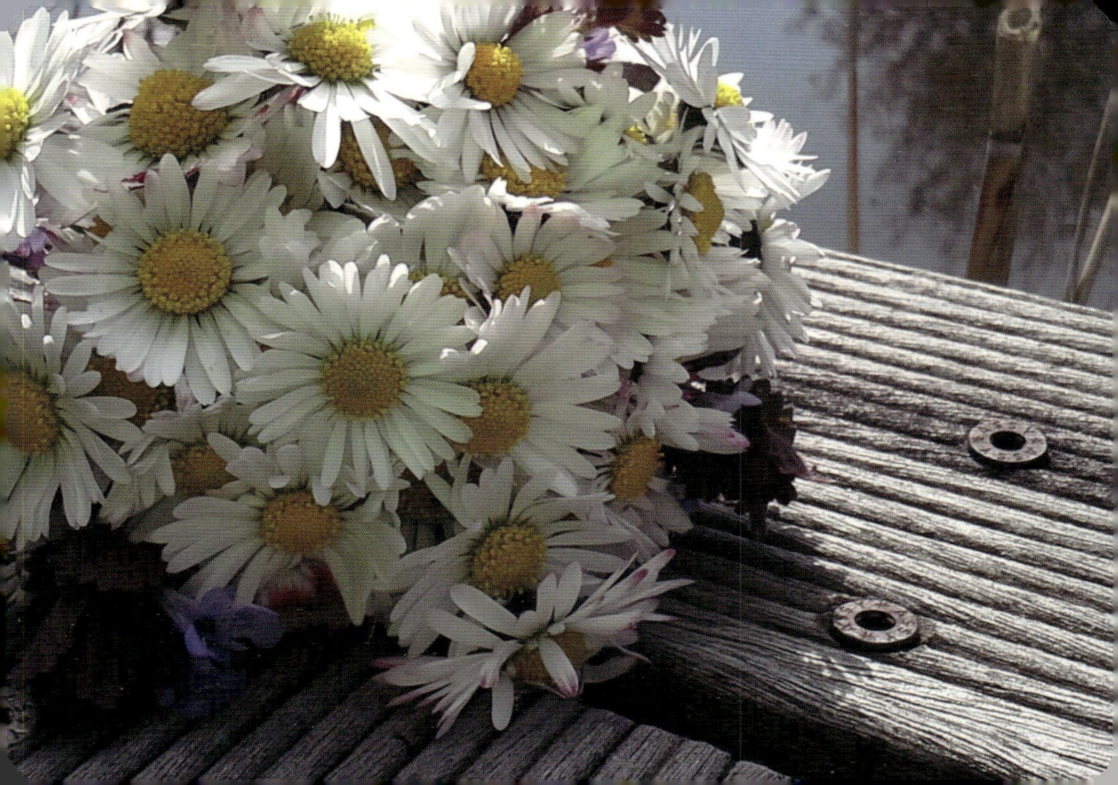

Momentaufnahme

Ich sitze im Garten. Es herrscht eine warme Spätsommergewitterstimmung. Ich sehe meine kleine Katze über die Dächer der Gartenschuppen schleichen und rufe sie. Sie hält inne, dreht den Kopf zu mir, maunzt und miaut lautstark, springt ganz vorsichtig herunter auf den Rasen, läuft mit aufgerichtetem Schwanz, von ihren Abenteuern erzählend, schnell zum Begrüßungskraulen auf mich zu und rollt sich anschließend neben mir zusammen.

Sahnepuddinggefühle.

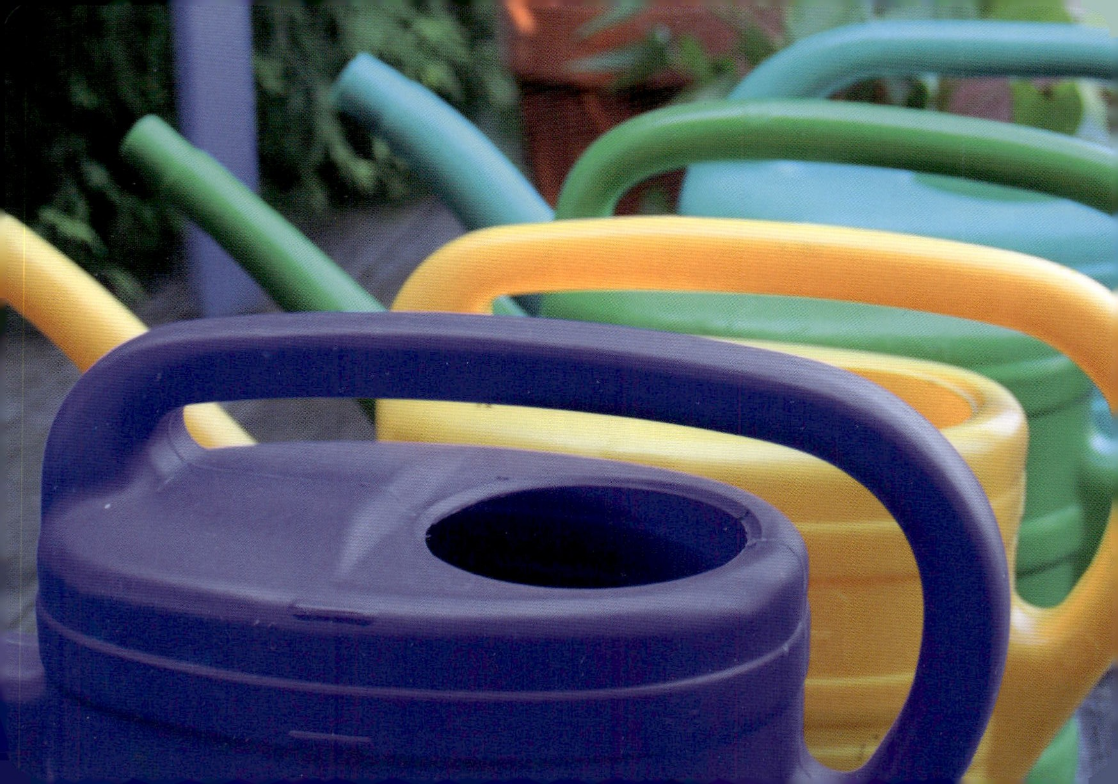

Ohne Haare

Wir sind auf dem Weg in den Urlaub. Bevor wir das Haus verlassen, knuddeln wir noch mal fix Krümel, unsere Katze.

Auf dem Bahnhof sehe ich, dass die neuen, topmodischen Klamotten meines Sohnes voll mit ihren Haaren sind und beginne, sie abzuzupfen.

„Mama, was soll das?“, fragt mein Sohn genervt und antwortet auf meine Erklärung mit großer Selbstverständlichkeit, „Aber Mama, ohne Katzenhaare ist man nicht richtig angezogen!“

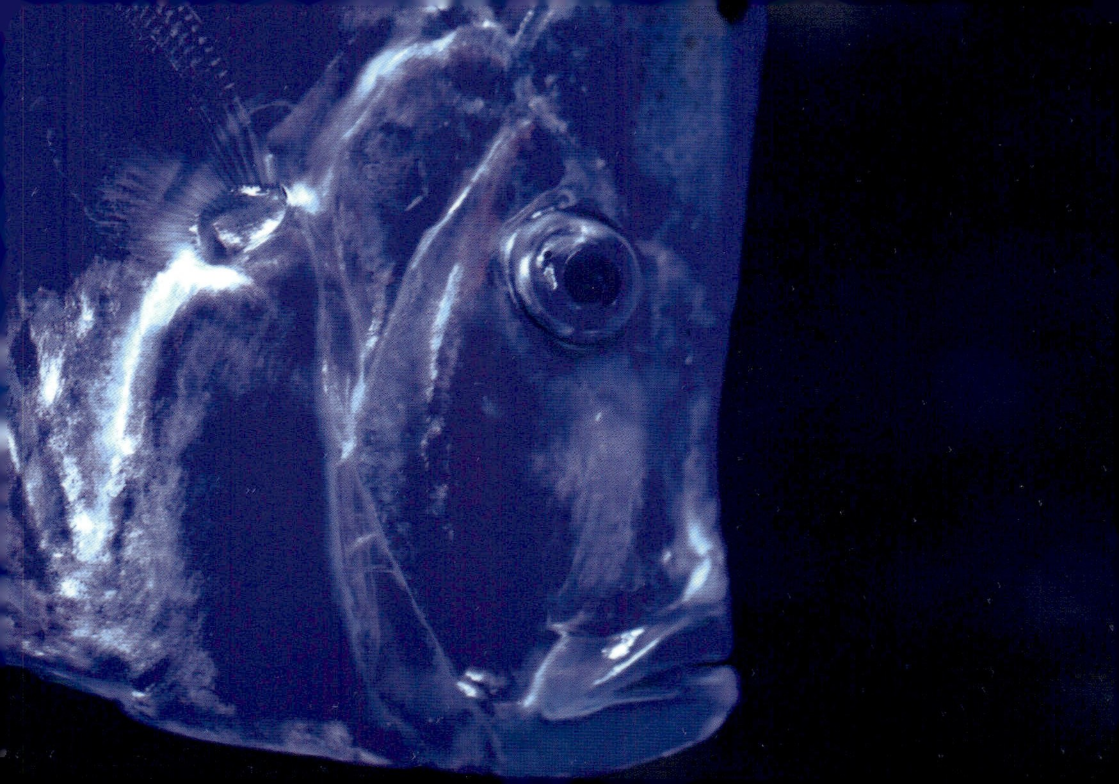

Fisch mit der Katze im Maul

Ein Mann mit einem Korb voller Heu begegnete außerhalb eines Dorfes einer Forelle, die in ihrem Maul eine Katze trug. „Wohin gehst du?", fragte er sie erstaunt. „Ich will zum Bach zurück", gab sie zur Auskunft. „Wenn du willst, kannst du mit mir kommen – wir haben denselben Weg." Erleichtert nahm sie sein Angebot an und sprang zu den anderen Katzen ins Heu.

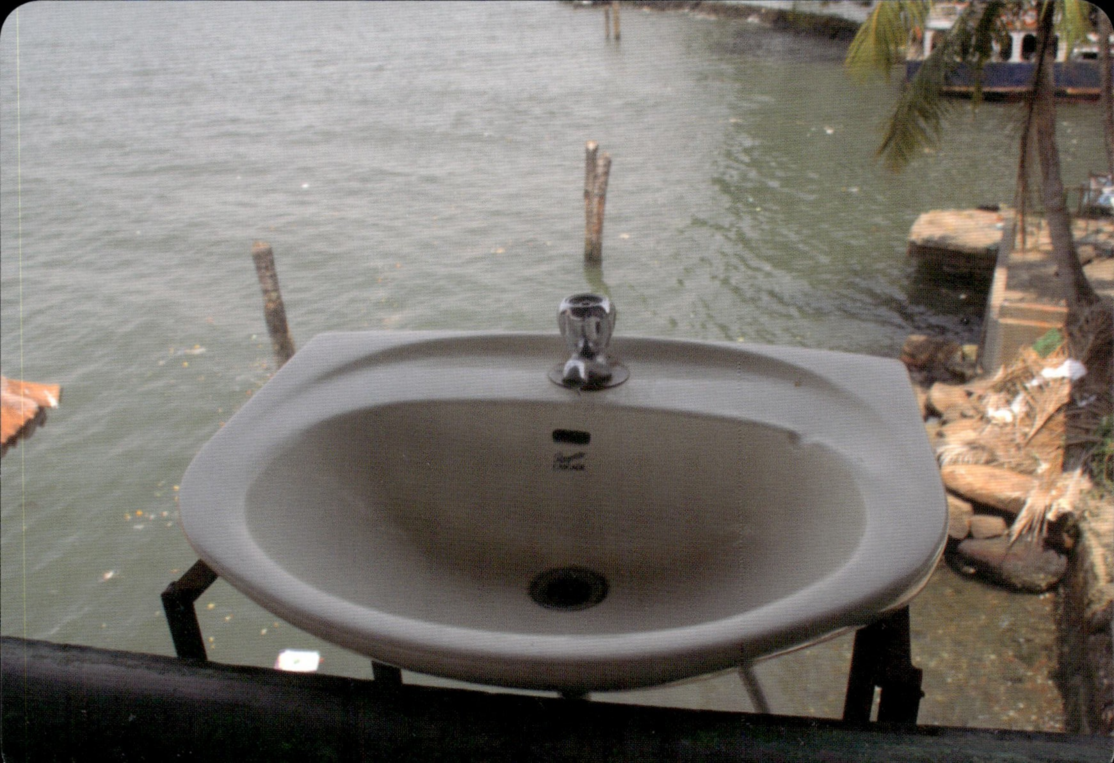

Ein Nichts in Etwas

Ich bin das Loch eines Käses. Somit bin ich.
Ein Loch definiert man wie folgt: Ein Nichts in Etwas. Doch, so fragt das Loch: Wer braucht hier wen? Braucht der Käse als Etwas mich, oder ich als Nichts ihn? Angenommen, der Käse wäre ohne mich, wäre er immer noch er selbst, genauso wie ich ohne ihn immer noch ein Loch bin? Doch mir geht es nicht primär um das Etwas, den Käse. Mir geht es um mich – das Nichts, das Loch.

Stell dir doch bitte mal vor, was wäre, wenn ich nicht wäre, es mich nicht gäbe! Käse ohne das geringste und kleinste Loch, das schiene mir ganz und gar lächerlich.

Da will beispielsweise jemand ein Stück Emmentaler erwerben und findet die prägnanten, unvermeidlichen Löcher in seinem Käsestück nicht! Bin ich also, oder bin ich nicht? Bin ich etwas, und ist das etwa nichts? Ich bin mit Leib und Seele ein Loch!

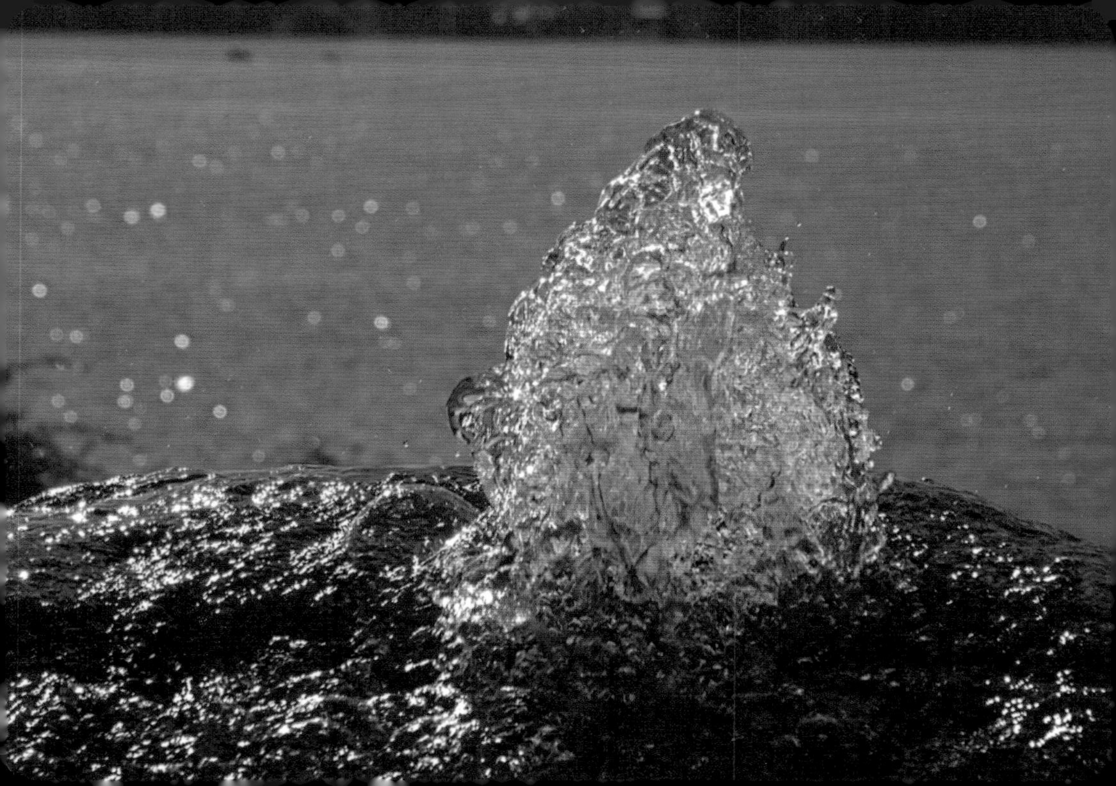

Ich bin wie du

„Hör mir zu“, flüsterte, schäumte, rauschte das Wasser, „wie ich zische und knistere, hell und dumpf, leise gurgelnd und laut und satt. Ich bin so Viele, doch du kannst nur eines sehen. Ich singe eine ganze Oper, doch du hörst nur eine Stimme. Ich ändere mich in jeder Sekunde und bin doch immer gleich. Ich gebe mich immer wieder auf, um mich immer auch gleich wieder zu finden. „Sieh mich an“, flüsterte, schäumte, rauschte das Wasser, „ich bin wie du.“

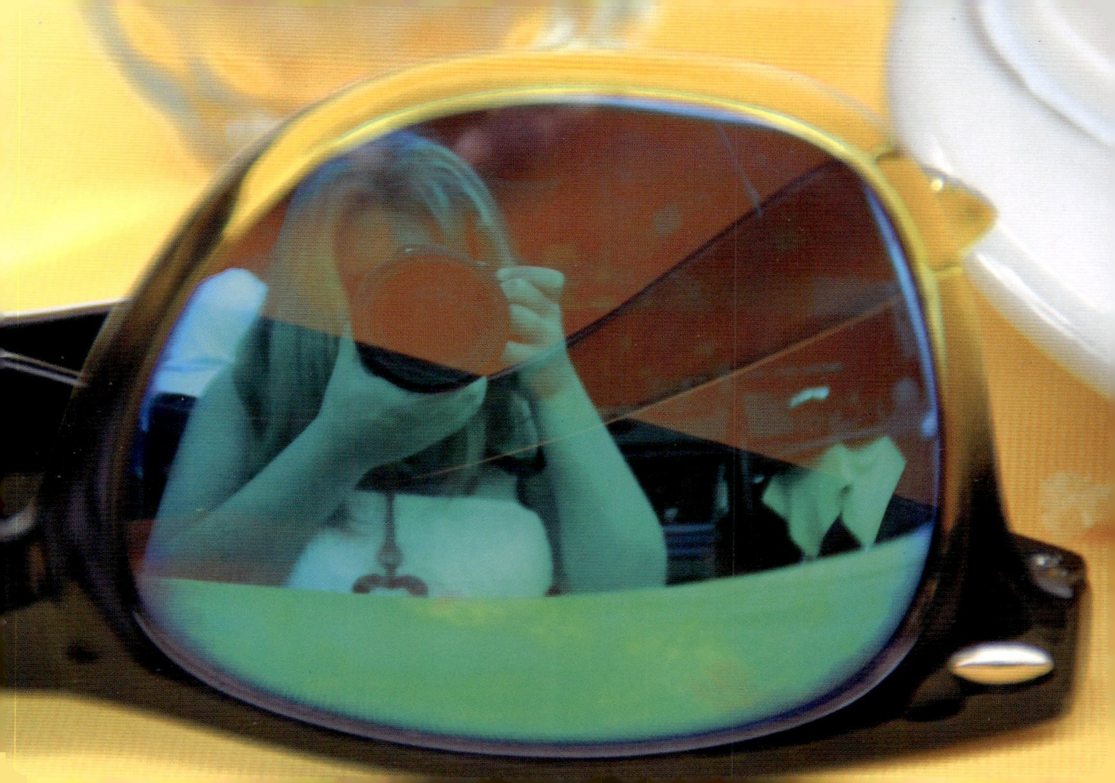

Botschaft

Letzthin besuchte ich für eine medizinische Abklärung in einem Schweizer Krankenhaus einen Arzt. Der deutschstämmige Spezialist nahm mir, da alle Mitarbeiterinnen beschäftigt waren, das Blut für die Laboruntersuchung selbst ab. Nachdem er die Nadel wieder herausgezogen hatte, legte er mir auf die Einstichstelle einen Tupfer und bat mich, diesen darauf zu drücken und bis 40 zu zählen.

Er erzählte mir von einem Berner Patienten, dem er nach dem Blut Abnehmen denselben Auftrag gegeben habe. Als dieser nach drei Wochen wieder einen Termin bei ihm hatte, hörte er ihn beim Eintreten murmeln: „Eiiiiiiiinuuuuuuunzwaaaaaaaaanziiiiiiig, zweiiiiiiiuuuuuuuundzwaaaaaaaanziiiiiiig …“ Der Arzt fügte hinzu, dass die Patienten in seinem Heimatland beim selben Auftrag wie aus der Pistole geschossen sagten: „Hab ich! Was nun?“

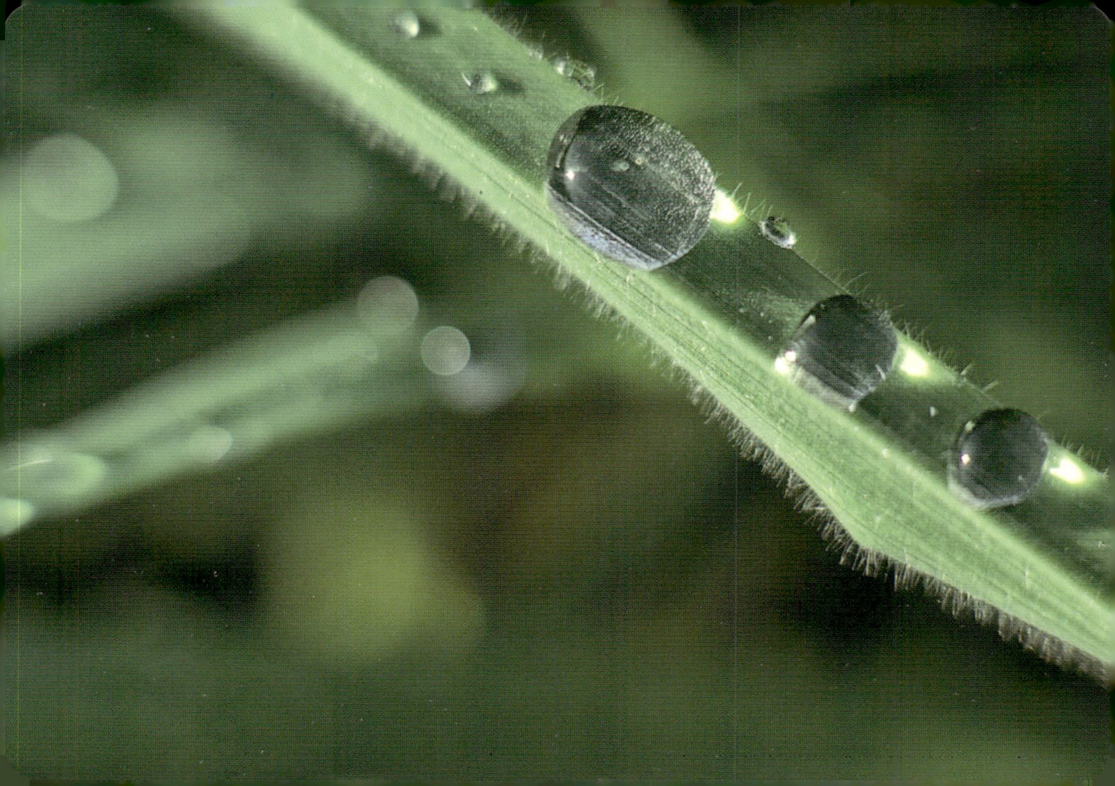

Nichts ist wichtiger

„Ich weiß nichts, niemand ist so dumm wie ich“, sagte ich. „Sei glücklich“, sagte der Eremit, „das Höchste, das ich bisher erkannt habe, ist: Es gibt wahrscheinlich einen Gott. Und über ihm steht das Nichts. Sei willkommen, Meister.“

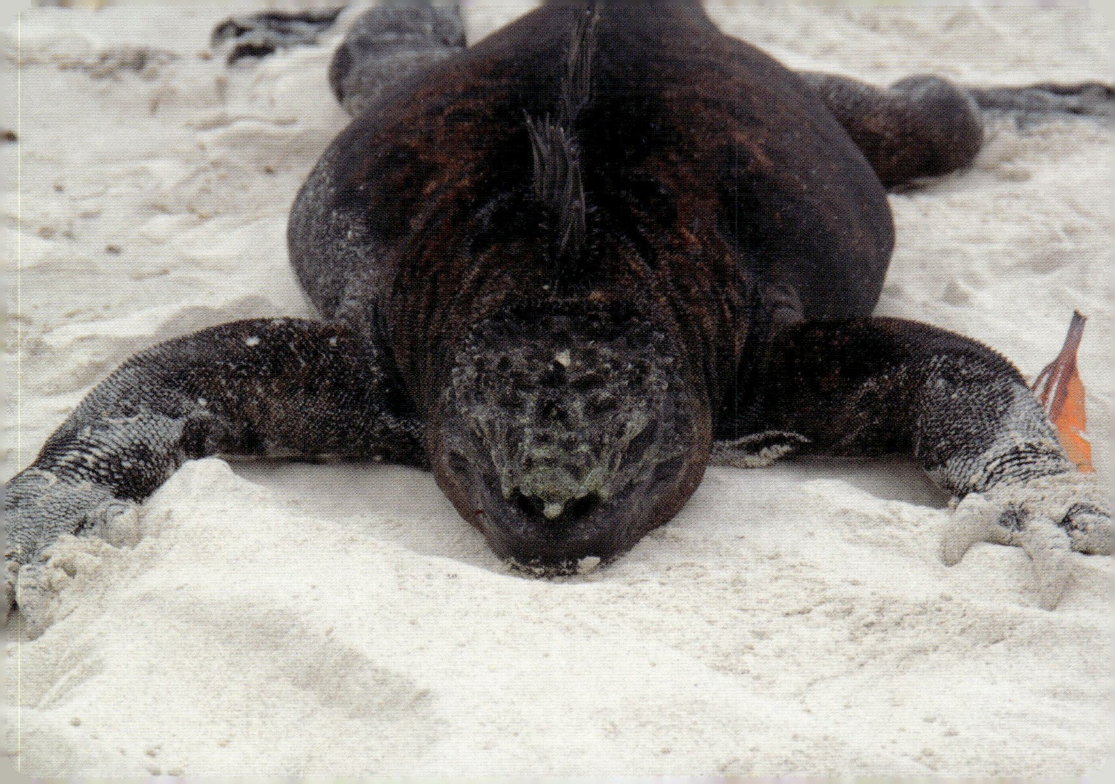

Voll in der Socke

Kürzlich war ich bei einem Freund in der Schweiz zu Besuch. Während einer Wanderung sagte er wohlig seufzend zu mir: „Mensch, ich bin so richtig im Strumpf."

Dieser Ausdruck leuchtete mir sofort ein. Wenn ich „im Strumpf" stecke, habe ich wohlig warme Füße. Meine Fußsohlen sind geschützt, Blasen haben keine Chance. Und wenn ich es brauche, kann ich mir den Strumpf gedanklich über die Ohren ziehen, um mich in ihm zu verkriechen.

Ich dachte auch gleich an die „Christmas Stockings", wie man sie in Amerika am ersten Weihnachtsfeiertag an den Kamin hängt und mit Süßigkeiten füllt. Deshalb habe ich diese Schweizer Formulierung für mich ein wenig verändert in „voll in der Socke." Das bringt dann jedes Mal nicht nur die Berner Alpen in mein Gedächtnis, sondern auch ein breites Grinsen in mein Gesicht. Wozu so ein kleines, unscheinbares, alltägliches Bekleidungsstück doch gut ist.

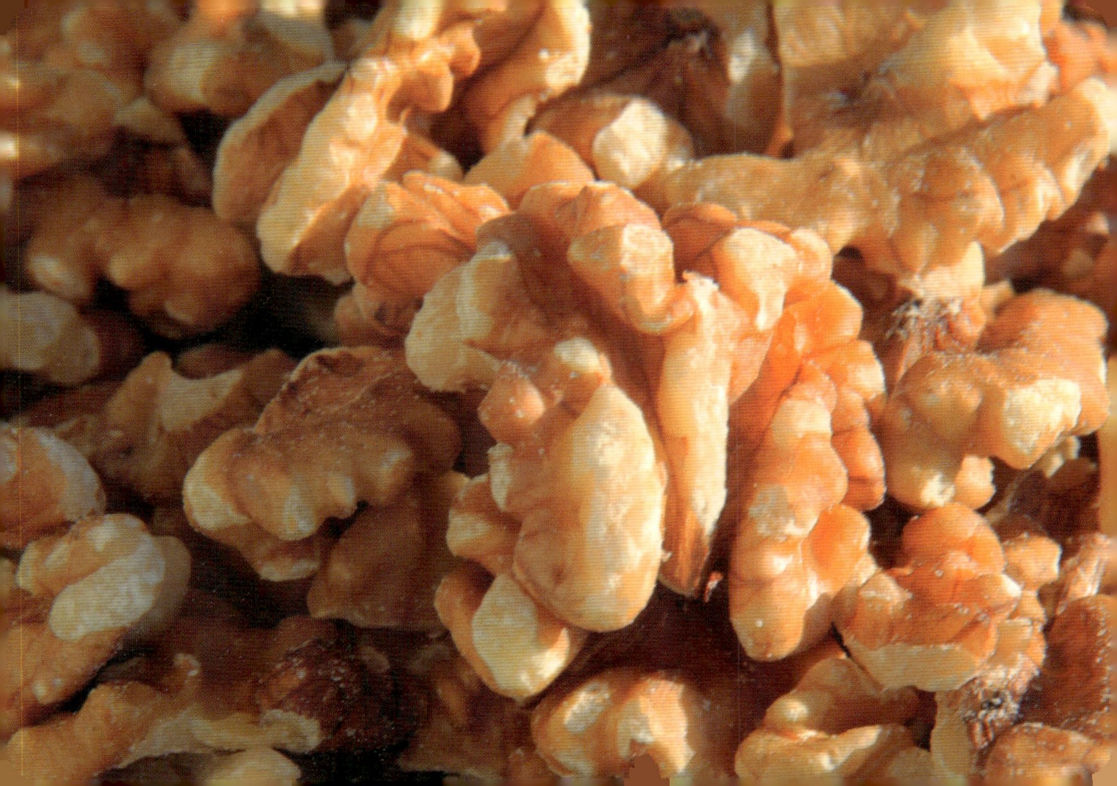

Die Walnüsse

Neulich kam mein Schwiegervater zu Besuch. Auf meinem Tisch stand eine Glasschale mit Walnüssen. Ich hatte sie von einem Freund geschenkt bekommen, in dessen Garten ein großer Walnussbaum wächst. Sie waren sehr besonders: Besonders liebevoll gesammelt und getrocknet. Besonders gesund, da sie gänzlich ungespritzt waren. Und sie waren besonders klein.

„Na“, sagte mein Schwiegervater, „da hast du dich ja ganz schön über den Tisch ziehen lassen. Oder hast du nicht richtig geguckt, als du die Walnüsse da gekauft hast? Die sind ja wirklich mickerig.“

„Ja“, gab ich zur Antwort, „die Natur verhält sich echt nicht regelkonform. Willst du eine?“

Er lächelte und nickte.

Orientierung: *Nichts ist wichtiger; Fisch mit der Katze im Maul*
Partnerschaft: *Kakteenkleid; Geheimtipp; Andere Ansichten*
Perfektionismus: *Botschaft; Ohne Haare; Mit Begeisterung scheitern*
Perspektivwechsel: *Voll in der Socke; Ohne Haare; Störenfried; Die kluge Ente*
Pubertät: *Störenfried; Wie ein Adler jagen; Andere Ansichten*
Selbstfürsorge: *Voll in der Socke; Wie geht's?*
Selbstvertrauen: *Nichts ist wichtiger; Ein Nichts in Etwas; Mit Begeisterung scheitern; Rettungsgeräte; Licht und Scheffel*
Selbstwahrnehmung: *Ich bin wie du; Wie ein Adler jagen; Andere Ansichten; Rettungsgeräte*
Sexualität: *Geheimtipp*
Sicherheit: *Ein Nichts in Etwas*
Spiritualität: *Nichts ist wichtiger*
Sucht: *Wie geht's?*
Treue: *Geheimtipp*
Überforderung: *Störenfried; Kakteenkleid*
Veränderung: *Ich bin wie du; Störenfried*
Verlust: *Störenfried*
Vertrauen: *Momentaufnahme; Die rechte Zeit*
Vision: *Ich bin wie du*
Vorurteile: *Die Walnüsse; Botschaft*
Wahrnehmung: *Voll in der Socke; Momentaufnahme*
Weisheit: *Nichts ist wichtiger; Wie ein Adler jagen*
Werte: *Ich bin wie du; Ohne Haare*
Wertschätzung: *Die rechte Zeit*
Wirklichkeit: *Ein Nichts in Etwas; Fisch mit der Katze im Maul; Andere Ansichten*
Zeitmanagement: *Die rechte Zeit; Wie ein Adler jagen*
Ziele: *Wie geht's?*

Stichwörter und passende Geschichten

Abgrenzung: *Kakteenkleid; Wie geht's?*
Ablösung: *Wie geht's?*
Abwertung: *Die Walnüsse; Voll in der Socke; Nichts ist wichtiger*
Achtsamkeit: *Andere Ansichten*
Aggression: *Kakteenkleid*
Allergie: *Ohne Haare*
Anderssein: *Die kluge Ente*
Ängste: *Licht und Scheffel*
Beruf: *Andere Ansichten; Rettungsgeräte*
Bewertung: *Andere Ansichten*
Burnout: *Die Walnüsse; Die rechte Zeit*
Dankbarkeit: *Momentaufnahme*
Demut: *Nichts ist wichtiger*
Depression: *Wie geht's?*
Eifersucht: *Geheimtipp*
Eigeninitiative: *Die rechte Zeit*
Einsamkeit: *Kakteenkleid*
Entwicklung: *Die kluge Ente*
Erfolg: *Licht und Scheffel*
Familie: *Die kluge Ente; Wie geht's?*
Fehlerkultur: *Mit Begeisterung scheitern*
Glück: *Momentaufnahme*
Helfen: *Wie geht's?; Rettungsgeräte*
Humor: *Botschaft; Ein Nichts in Etwas; Fisch mit der Katze im Maul*
Krise: *Störenfried*
Lernen: *Kakteenkleid*
Liebe: *Geheimtipp*
Mobbing: *Die Walnüsse; Störenfried*

Zu Hause:

1. Familienmitglieder haben unterschiedliche Bedürfnisse und Wünsche. Mit Hilfe der Bilder und Geschichten können sie darüber leicht in einen Austausch kommen.
2. Differenzen im Paar-Alltag: Gönnen Sie sich eine gemeinsame, ruhige Stunde und suchen sich passende Bilder/Geschichten aus, die Sie dem anderen vorlesen und gemeinsam über die Wirkung sprechen, die diese auf beide ausübt. Das ist eine gute Möglichkeit, über Themen zu sprechen, ohne die entstandenen Probleme zu wälzen.
3. Zielklärung, ein Annäherungs-Optimum finden: Eine Geschichte aussuchen, entweder nach Bild, Titel oder Stichwörtern. Schauen, welche inneren Bilder das Unbewusste auf die Reise schickt und was diese sagen können wollten.
4. Beim Rundendrehen im Problemkreisel: Spontan eine Karte ziehen, anschauen, lesen und nach darin angebotenen Lösungsmöglichkeiten für das eigene Thema suchen.

mit einer großen Such- und Aufnahmebereitschaft gehört, da inzwischen eine starke Fragehaltung bezüglich des Themas in der Gruppe entstanden ist.

Gruppensetting, Seminare:

1. Alle Karten mit dem Bild nach oben auslegen, jeder sucht sich ein passendes Bild aus und erzählt den anderen (evtl. in Kleingruppen), warum er diese Karte gewählt hat. Je nach Zeit danach Geschichten der Anderen vorlesen lassen.
2. Wenn die Stimmung sinkt, das Gespräch nicht im Fluss und eine Musterunterbrechung nötig ist, kann der Therapeut/Seminarleiter eine Karte ziehen, die Geschichte vorlesen und darüber in eine neue Gesprächsrunde einsteigen. Nach Wunsch können das auch weitere Teilnehmer machen.
3. Eine Karte beim Ankommen ziehen und für sich überlegen, was das mit dem Tag heute zu tun haben könnte.
4. Das Gleiche zum Abschluss, als Reflexionshilfe und Input für die Zeit zu Hause.
5. Jeder hat eine Karte und die Gruppe liest reihum einen Satz aus jeder Karte vor, so dass eine konfuse Mischgeschichte entsteht. Das lässt sich weiter ausbauen, indem man seinem Gegenüber den Titel seiner Geschichte nennt und dieser versucht, sie nachzuerzählen. Im Anschluss kann darüber spekuliert werden, was die Geschichte für die Gruppe bedeuten könnte, und danach werden die tatsächlichen Geschichten gelesen. Sie werden vermutlich

6. Als Einstieg ins Thema, oder wenn man in einer Sackgasse steckt, Zufallskarte ziehen lassen – das kann das Thema überraschend auf den Punkt bringen.
7. Ein Bild aussuchen und gemeinsam mit dem Klienten eine Geschichte dazu spinnen.
8. Der Therapeut kann seinem Klienten (oder einem Paar) 2–3 Geschichten so vorlesen, dass er nach jedem Satz die Geschichte wechselt und so eine konfuse Erzählung entsteht. Anschließend kann der Klient dazu eingeladen werden, die Geschichten zu rekonstruieren und etwas zu ihrer möglichen Bedeutung zu sagen. Nach Wunsch können die ursprünglichen Geschichten dann noch gelesen werden.
9. Paartherapie: Beide suchen ihre Lieblingskarte und beschreiben dem anderen dann, was Bild/Geschichte mit ihnen machen.
10. Schlusskarte am Ende der Stunde aussuchen lassen. Bis zum nächsten Termin als Anregung mitgeben.

Vorschläge und Ideen, wie Sie die Karten einsetzen können

Generell können Sie nur mit den Bildern, nur mit den Geschichten oder mit beiden zusammen arbeiten.

Therapie, Coaching und Beratung:

1. Anhand der Stichwortliste vom Klienten die für ihn zur Zeit bedeutsamsten heraussuchen lassen; evtl. Rangfolge erstellen; Geschichte(n) lesen.
2. Der Therapeut sucht eine Geschichte aus; entweder erst über das Bild reden oder gleich vorlesen.
3. Eine gegebene Geschichte gemeinsam gedanklich umschreiben. Was würde zum eigenen Erleben hier noch besser passen, könnte ergänzt werden?
4. Den Klienten eine Karte ziehen lassen, Bild betrachten, überlegen, was das mit dem Thema zu tun haben könnte, dann Geschichte lesen.
5. Den Klienten ein Bild aussuchen lassen und gemeinsam überlegen, wie es mit dem Thema zusammenhängen könnte. Was würde eine nahestehende Bezugsperson dazu sagen?